AF329367

DÉPARTEMENT DE LA GUERRE.

INSPECTION GÉNÉRALE

Du Service de santé des Armées.

INSTRUCTION

SUR

LES EAUX MINÉRALES

A L'USAGE DES TROUPES,

*Pour l'an 6 de la République française, une
et indivisible.*

Du 1.er Germinal an 6 de la République.

L'INSTRUCTION sommaire sur les eaux minérales auxquelles les militaires ont pu être envoyés en l'an 4, n'a été susceptible, pour l'an 5, que de légères modifications exigées par le licenciement de quelques armées, et par la différence de position des autres. Un état de circonstances militaires beaucoup moins ressemblant à ce qui existait en l'an 4, demande que, sans apporter aucun changement aux principes

A

de la première Instruction, elle soit publiée de nouveau ; et que les bases sur lesquelles elle est fondée servent à faire aux positions actuelles et respectives des troupes, l'application des règles à observer pour que les intérêts de l'économie publique et ceux des défenseurs de la patrie soient également respectés.

La correspondance des Officiers de santé des armées prouva, en l'an 3, que les avantages pour les militaires envoyés aux eaux, n'avaient été proportionnés ni aux dépenses, ni aux sacrifices du Gouvernement pour cet objet. Le défaut de succès vint, en partie, de ce que l'ordre et la discipline n'étaient pas encore parfaitement rétablis à cette époque. Les pénibles campagnes qui l'avaient précédée, avaient donné lieu à un plus grand nombre d'accidens graves. Enfin, la difficulté des transports et les difficultés relatives aux subsistances, ajoutaient encore alors aux inconvéniens attachés à la condition des malades et des blessés.

Les accidens, suites des blessures, ont été, dans le cours de la dernière campagne, moins nombreux et moins graves. Les soldats de la liberté se sont acclimatés au midi comme au nord de l'Europe, où ils ont également naturalisé la victoire ; leurs tempéramens se sont fortifiés, *trempés* en quelque sorte par l'habitude de la vie militaire, par les fréquens changemens de climats et de température, et par le continuel exercice des travaux de la guerre : c'est par eux qu'ils ont maîtrisé la fatigue et les douleurs, et qu'ils se sont mis au-dessus des besoins que l'inexpérience leur avait présentés comme nécessaires.

D'un autre côté, les Généraux, les Administrateurs et les Officiers de santé, plus pénétrés de l'étendue de leurs devoirs et de leurs droits, se sont mieux familiarisés dans l'exercice des uns et des autres. Rien de ce qui peut contribuer à conserver ou à réparer la santé du soldat n'est négligé ; mais l'ordre, l'économie et la justice président mieux à l'exécution de tous les règlemens qui y sont relatifs. C'est principalement en ce qui concerne l'usage des Eaux minérales, que le patriotisme éclairé doit suivre la ligne qui sépare l'abus de l'avantage.

Le Ministre de la guerre s'est fait représenter le tableau des eaux minérales adoptées, il y a deux ans, pour l'usage des troupes. Il l'a comparé au nombre et à la position actuelle des armées, et il a ordonné la formation d'un nouveau tableau, qui mît à la portée de chacune d'elles, ainsi que des divisions militaires de l'intérieur, des hospices où les infirmes pussent trouver les secours réels et prompts dont les eaux minérales leur offrent l'espoir. Les eaux *thermales*, *sulfureuses* ou *simples*, et les eaux *salines*, indiquées dans le tableau, sont réparties de manière que la plupart des armées peuvent en profiter facilement. Quelques divisions de l'armée d'Angleterre , stationnées dans les 12.e, 13.e, 14.e et 15.e divisions militaires territoriales, semblent d'abord moins favorisées à cet égard ; mais les Officiers de santé qui sont chargés de donner des conseils et des soins aux hommes de guerre placés le long des côtes , n'oublieront pas que l'*eau de la mer* est la première et la plus énergique des eaux minérales ; ils se rappelleront que , dans une multitude de cas pour lesquels on prescrit les eaux minérales, tant en bains qu'en boissons , l'eau de mer est celle dont les effets sont le plus utiles , en même temps que ses principes constitutifs sont le plus évidens.

Les armées françaises ont, en Italie , assez de sources minérales pour suffire à leurs besoins, et pour se dispenser d'envoyer en France les militaires dont l'état exigerait ce genre de secours. Les Officiers de santé en chef indiqueront au Commissaire ordonnateur les eaux minérales dont ils croiront l'usage avantageux. Ils auront l'attention de donner la préférence à celles à la proximité desquelles se trouvent déjà des hôpitaux militaires, afin de diminuer, autant qu'il dépendra d'eux , les dépenses qu'occasionnéraient de nouveaux établissemens momentanément destinés à cet objet.

Les Officiers de santé soit en chef des armées, soit chargés du service d'un hôpital, soit ceux attachés aux corps armés, donneront la plus grande attention aux articles du titre VIII de la première section du Règlement du 26 prairial de l'an 4, concernant les hospices d'eaux minérales. Ils se conformeront à toutes les dispositions qui y sont prescrites pour l'examen des hommes auxquels ce secours peut être nécessaire, pour la délivrance des certificats dans la forme déterminée, enfin pour toutes les mesures exigées par l'usage et par la convenance.

En conséquence,

1. Les Officiers de santé en chef de chaque armée se réuniront, dès les premiers jours de germinal, chez le Commissaire ordonnateur en chef, afin de convenir de l'époque à laquelle les hommes appartenant aux diverses divisions pourront être envoyés à tel ou tel hospice d'eaux minérales dans le nombre de ceux fixés pour l'armée.

Il est positivement interdit aux Officiers de santé de délivrer aucun certificat pour d'autres eaux que celles respectivement déterminées par le tableau pour chaque armée ou chaque division; et les Commissaires des guerres qui auraient délivré des ordres de route en conséquence, en deviendraient responsables.

2. Dès que les ordres seront parvenus dans les hôpitaux et dans les corps armés, les Chirurgiens attachés à ceux-ci présenteront aux Officiers

de santé de l'hôpital militaire le plus voisin, les hommes de leur corps auxquels ils croiront l'usage des eaux minérales indispensable.

3. La nature des infirmités de ces militaires sera strictement reconnue et constatée par un procès-verbal signé tant des Officiers de santé en chef de l'hôpital où s'en fera la visite, et du chirurgien du corps armé auquel le militaire appartient, que du Commissaire des guerres chargé de la police. Il en sera formé une feuille pour chaque corps ; de celle-ci, une pour chaque hôpital, laquelle sera sur-le-champ adressée par le Commissaire des guerres à l'Ordonnateur de l'armée ou de la division.

4. De ces listes envoyées de chaque hôpital, le Commissaire ordonnateur formera une liste générale pour toute l'armée, ou pour toute la division militaire, laquelle liste générale il fera incessamment passer au Ministre de la guerre.

L'envoi préliminaire de ces feuilles est d'autant plus important, que c'est par la connaissance des besoins de chaque armée, que le Ministre peut déterminer les ordres à communiquer aux Ordonnateurs des armées et des divisions, afin de prévenir, soit dans les hospices d'eaux minérales, soit sur les routes, l'encombrement qu'entraînerait une affluence simultanée et imprévue, de plusieurs points différens.

5. L'ouverture des hospices militaires près les eaux minérales, aura lieu dans les armées et les divisions du midi, du 20 au 30 floréal ; et dans celles du nord, du 10 au 20 prairial.

6. L'époque de la clôture de chacun de ces hospices sera réglée par l'Ordonnateur en chef, sur l'avis des Officiers de santé en chef de l'armée. Elle le sera, dans les divisions militaires, par l'Ordonnateur respectif, de l'avis des Officiers de santé en chef de l'hôpital militaire desdites eaux.

Cette époque sera toujours déterminée d'après les circonstances locales, le nombre des malades et la température de la saison ; de manière cependant que l'activité d'aucun de ces hospices ne subsiste après le 20 vendémiaire, même dans les contrées méridionales. A cette époque, les militaires incapables, à raison de leur état maladif, d'être rendus à leur corps, seront transportés dans les hôpitaux militaires les plus voisins.

7. Indépendamment de l'énonciation nominative qui sera faite dans l'état général, de chacune des infirmités qui auront nécessité l'usage des eaux, ces infirmités seront sommairement détaillées par les Officiers de santé compétens, sur le certificat qu'ils délivreront au revers du billet dont chaque militaire doit être porteur.

8. Ce billet sera présenté aux Officiers de

santé de l'hospice d'eaux minérales, afin qu'après avoir examiné le militaire et vérifié la nature de son indisposition, ils proposent au Commissaire des guerres chargé de la police des eaux minérales, de renvoyer à son corps ou aux hôpitaux le militaire auquel lesdites eaux ne pourraient convenir.

9. Lorsque les militaires qui auront fait usage des eaux seront à la veille de quitter l'hospice pour se rendre à leurs corps respectifs, les Officiers de santé de l'hospice noteront à la suite du premier exposé des infirmités, l'effet qui est résulté des eaux pour chacun des militaires; si elles lui ont été avantageuses, inutiles ou même nuisibles; à quel degré de succès ou de désavantage; ce que l'on peut espérer ou craindre en en réitérant l'usage la saison suivante, &c.

10. Ces billets et ces notes seront communiqués, par les Officiers de santé des corps armés, aux Officiers de santé de l'hôpital militaire, et par ceux-ci aux Officiers de santé en chef de l'armée, afin que les résultats fassent partie de la correspondance de ceux-ci avec les Inspecteurs généraux du service de santé des armées. Ces résultats seront envoyés dans le mois qui suivra la fin de chaque saison.

11. Les militaires qui, ayant été envoyés aux eaux, y contracteraient une maladie, seront traités

à l'hospice, de la même manière que dans tout autre hôpital militaire, mais dans une ou plusieurs salles particulières affectées à ces malades.

12. En conséquence du tableau adopté par le Ministre, il sera détaché de l'armée de Mayence pour l'hospice d'eaux minérales à rétablir à Aix-la-Chapelle, au local de *Borcette*, le nombre d'Officiers de santé, d'Employés et d'Infirmiers que nécessitera le service de cet hospice pour le temps des eaux.

L'armée de l'Helvétie fournira de même les Officiers de santé, Employés et Infirmiers nécessaires à l'hospice de Luxeuil.

A l'égard des autres hospices d'eaux minérales, tels qu'Aix au Mont-Blanc, Digne, Saint-Amand, Bourbonne et Baréges, le Ministre fera parvenir incessamment aux Ordonnateurs respectifs l'état des Officiers de santé de divers grades qui y sont employés ou comme titulaires, ou provisoirement, pendant la saison des eaux.

13. Toutes les dispositions du Règlement du 26 prairial an 4, sont applicables aux hospices établis pour les eaux minérales, sauf les différences que comportent l'usage des eaux et les autres exceptions locales ; celles-ci seront déterminées, sur l'avis des Officiers de santé en chef de l'hospice, par le Commissaire ordonnateur de l'armée.

ou de la division, qui en rendra sur-le-champ compte au Ministre.

14. En recommandant aux Officiers de santé des corps armés et des hôpitaux militaires, la réserve la plus scrupuleuse pour n'envoyer aux eaux que les militaires dont les infirmités l'exigeront expressément, on ne doit pas omettre de leur rappeler que, dans beaucoup de cas, l'usage des eaux minérales artificielles a été substitué avec succès aux eaux minérales naturelles, lorsque l'éloignement ou la difficulté des circonstances n'a pas permis de recourir à celles-ci. On observera même que si toutes choses pouvaient être d'ailleurs égales; si le changement d'air et d'habitudes, si l'agrément ou les fatigues du voyage n'influaient souvent autant sur la santé que le peuvent faire les eaux minérales elles-mêmes, on devrait se promettre des effets plus constans de l'usage des eaux artificielles, que de celui des eaux que présente la nature. Dans celles-ci, les proportions des principes actifs se trouvent toujours plus ou moins subordonnés à des causes indéterminables et sujettes à de grandes variations; tandis que l'homme de l'art est constamment le maître de fixer les proportions qu'il desire dans les eaux artificielles qu'il a le dessein d'employer, soit en boissons, soit à l'extérieur.

L'ouvrage du Médecin *Duchanoy* sur ces genres

de substitutions, est entre les mains de tous les Officiers de santé militaires. En attendant qu'une nouvelle édition en ait été calquée sur les découvertes de la chimie moderne, on peut se servir de la première avec quelque avantage.

Les Officiers de santé ne seront pas étonnés qu'on n'ait adopté qu'un petit nombre d'eaux thermales simples, telles que Luxeuil et Digne. Ils ne se dissimuleront pas que le bain domestique à la température desirée, et la douche à la hauteur prescrite, remplissent assez efficacement les mêmes indications dans beaucoup de cas. On ne disconviendra pas néanmoins que l'état où se trouve le *calorique* dans les eaux thermales naturelles, ne soit propre à leur donner un degré d'activité supérieur. Ensuite, l'abondance d'eau nécessaire pour administrer les bains et les douches à un grand nombre d'hommes ne pourrait être suppléée.

Mais les eaux thermales naturelles simples, à raison de la combinaison plus intime du calorique qu'elles contiennent, sont encore, par cela seul, susceptibles d'imiter plus facilement les eaux sulfureuses ou salines, par l'addition artificielle des substances minérales qui caractérisent celles-ci.

Ainsi l'on pourrait imiter par-tout, mais principalement à Digne et à Luxeuil, les eaux thermales sulfureuses et salines. Nous citerons pour exemple les procédés suivans :

Les eaux thermales sulfureuses , comme celles d'Aix-la-Chapelle , seront avantageusement remplacées lorsqu'on fera dissoudre du *sulfure de soude* (foie de soufre) dans la quantité d'eau nécessaire à un bain : la dose doit être de deux à quatre onces de *sulfure de soude* ou de *sulfure de potasse* dans deux cents pintes d'eau.

On imitera l'eau de Bourbonne - les - Bains en faisant dissoudre dans la baignoire, de trois à six onces de *muriate de soude* (sel marin).

On distinguera les eaux sulfureuses *potables* , de celles destinées aux bains. Pour imiter celles-ci , on emploiera avec succès un *sulfure alcalin* tel qu'il vient d'être indiqué. Pour rendre l'eau plus active, il suffit , au moment où l'on y met le sulfure , d'y ajouter une petite quantité d'*acide sulfurique* ou muriatique, ou même de vinaigre, qui, en décomposant le *sulfure*, dégagera du *gaz hydrogène sulfuré* , lequel se redissoudra aussitôt dans l'eau.

Quant aux eaux sulfureuses potables, on peut les préparer en décomposant par l'*acide sulfurique* , soit un *sulfure de fer* ou un *sulfure alcalin* , et en recevant le *gaz hydrogène sulfuré* qui s'en dégagera, dans l'eau où l'on aura fait dissoudre quelques grains de *carbonate de soude*.

Les doses ne peuvent pas être déterminées d'une manière bien positive. C'est à l'Officier de santé à régler , d'après l'épreuve du goût et d'après les indications qu'on a eu le dessein de remplir, les proportions du *gaz hydrogène sulfuré*, pour rendre l'eau plus potable.

Au reste, les Officiers de santé militaires sont trop instruits pour ne pas profiter des occasions locales et momentanées qu'ils auraient pour faire des eaux gazeuses, telles que la proximité d'une brasserie, ou celle d'une cuve où le moût est en fermentation.

C'est aux chefs du service de santé aux armées à pourvoir les hospices qui leur ont été respectivement indiqués, d'Officiers de santé capables non-seulement d'appliquer ces secours en connaissance de cause, mais encore de rendre des comptes complets et du nombre d'hommes, et du genre d'infirmités, et de l'effet des traitemens qui leur auront été adaptés pendant chaque saison. Au reste, tous les Officiers de santé en chef des hospices d'eaux minérales doivent s'être pénétrés plus que personne de la nécessité d'une médecine simple et philosophique. Ils ont été plus à portée de calculer les contrariétés que les eaux pourraient recevoir de l'administration de différens sels, ou de pilules savonneuses, ou d'autres substances propres à produire des combinaisons nouvelles, souvent même contre l'intention de ceux qui les prescrivent. Ces contradictions seraient au moins la preuve d'une inattention dont l'homme de l'art doit se préserver.

Il entre dans les devoirs des Officiers de santé

des hospices établis près des eaux minérales ;
indépendamment des observations qu'ils feront
passer aux chefs du service de santé des armées
dans l'arrondissement desquelles ils se trouvent,
d'adresser, après chaque saison , à l'Inspection
générale du service de santé des armées, l'état
général des malades qu'ils auront traités ; d'y
joindre les observations physiques sur la température de la saison , ainsi que celles relatives à la
pratique de la médecine et de la chirurgie. C'est
de leur réunion et de leur comparaison qu'on
peut tirer un résultat propre à guider les pas de
ceux qui doivent nous succéder dans l'exercice
de l'art de guérir.

*Les Inspecteurs généraux du service de
santé des armées ,*

PARMENTIER , BIRON , COSTE,
HEURTELOUP, VILLAR.

VERGEZ, *Adjoint et Secrétaire.*

Vu et approuvé pour être imprimé et ensuite
exécuté par tous ceux qui concourent au service
de santé des armées et des hôpitaux militaires,
chacun en ce qui le concerne.

Paris, le 18 germinal, an 6 de la République
française, une et indivisible.

Le Ministre de la Guerre ,

SCHERER.

DÉPARTEMENT DE LA GUERRE.

Inspection générale du service de santé des armées.

TABLEAU DES HOSPICES MILITAIRES D'EAUX MINÉRALES où seront reçus les malades des diverses armées, et des Divisions militaires territoriales de la République, pendant l'été de l'an 6.

ARMÉES et DIVISIONS MILITAIRES.	NOMS des HOSPICES.	NOMBRE DES LITS.	NATURE des EAUX.
Armée de Hollande et celle de Mayence jusqu'à Coblentz, avec les 1.re, 2.e, 14.e, 15.e, 16.e, 24.e et 25.e Divisions militaires.	Aix-la-Chapelle ...	300	therm. sulfureuses.
	Saint-Amand	150	tourbeuses.
L'Armée de Mayence, depuis Coblentz jusqu'à Strasbourg, et l'Armée de Suisse; les 3.e, 4.e, 5.e, 6.e, 17.e, 18.e Divisions militaires.	Bourbonne-les-Bains	600	thermales salines.
	Luxeuil	450	thermales simples.
Les 7.e, 8.e, 19.e Divisions militaires.	Aix au Mont-Blanc	80	therm. sulfureuses.
	Digne	150	thermales simples.
Les 9.e, 10.e, 11.e, 12.e, 13.e, 20.e, 21.e, 22.e Divisions militaires.	Baréges.	150	therm. sulfureuses.

FAIT à Paris, le 1.er germinal, an 6 de la République française, une et indivisible.

Les Inspecteurs généraux du service de santé,

PARMENTIER, COSTE, BIRON, HEURTELOUP, VILLAR.

VERGEZ, Adjoint et Secrétaire.

À PARIS, DE L'IMPRIMERIE DE LA RÉPUBLIQUE. Germinal an VI.

www.ingramcontent.com/pod-product-compliance
Lightning Source LLC
LaVergne TN
LVHW011054050726
842519LV00004B/1618